MW00949041

MAGIC JOURNAL PUBLISHING

DAILY PLANNER

DATE ____________

SCHEDULE

7 AM

8 AM

9 AM

10 AM

11 AM

12 PM

1 PM

2 PM

3 PM

4 PM

5 PM

6 PM

7 PM

8 PM

9 PM

10 PM

TO DO

NOTES

DAILY PLANNER

DATE ______________

SCHEDULE
7 AM
8 AM
9 AM
10 AM
11 AM
12 PM
1 PM
2 PM
3 PM
4 PM
5 PM
6 PM
7 PM
8 PM
9 PM
10 PM

TO DO

NOTES

DAILY PLANNER

DATE ____________

SCHEDULE

7 AM

8 AM

9 AM

10 AM

11 AM

12 PM

1 PM

2 PM

3 PM

4 PM

5 PM

6 PM

7 PM

8 PM

9 PM

10 PM

TO DO

NOTES

DAILY PLANNER DATE ______

SCHEDULE
7 AM
8 AM
9 AM
10 AM
11 AM
12 PM
1 PM
2 PM
3 PM
4 PM
5 PM
6 PM
7 PM
8 PM
9 PM
10 PM

TO DO

NOTES

DAILY PLANNER

DATE ____________

SCHEDULE
7 AM
8 AM
9 AM
10 AM
11 AM
12 PM
1 PM
2 PM
3 PM
4 PM
5 PM
6 PM
7 PM
8 PM
9 PM
10 PM

TO DO

NOTES

DAILY PLANNER

DATE ____________

SCHEDULE

7 AM

8 AM

9 AM

10 AM

11 AM

12 PM

1 PM

2 PM

3 PM

4 PM

5 PM

6 PM

7 PM

8 PM

9 PM

10 PM

TO DO

NOTES

DAILY PLANNER

DATE ____________

SCHEDULE
7 AM
8 AM
9 AM
10 AM
11 AM
12 PM
1 PM
2 PM
3 PM
4 PM
5 PM
6 PM
7 PM
8 PM
9 PM
10 PM

TO DO

NOTES

DAILY PLANNER

DATE ____________

SCHEDULE

7 AM

8 AM

9 AM

10 AM

11 AM

12 PM

1 PM

2 PM

3 PM

4 PM

5 PM

6 PM

7 PM

8 PM

9 PM

10 PM

TO DO

NOTES

DAILY PLANNER DATE

SCHEDULE

7 AM

8 AM

9 AM

10 AM

11 AM

12 PM

1 PM

2 PM

3 PM

4 PM

5 PM

6 PM

7 PM

8 PM

9 PM

10 PM

TO DO

NOTES

DAILY PLANNER

DATE ____________

SCHEDULE
7 AM
8 AM
9 AM
10 AM
11 AM
12 PM
1 PM
2 PM
3 PM
4 PM
5 PM
6 PM
7 PM
8 PM
9 PM
10 PM

TO DO

NOTES

DAILY PLANNER

DATE

SCHEDULE
7 AM
8 AM
9 AM
10 AM
11 AM
12 PM
1 PM
2 PM
3 PM
4 PM
5 PM
6 PM
7 PM
8 PM
9 PM
10 PM

TO DO

NOTES

DAILY PLANNER

DATE ____________

SCHEDULE
7 AM
8 AM
9 AM
10 AM
11 AM
12 PM
1 PM
2 PM
3 PM
4 PM
5 PM
6 PM
7 PM
8 PM
9 PM
10 PM

TO DO

NOTES

DAILY PLANNER

DATE

SCHEDULE
7 AM
8 AM
9 AM
10 AM
11 AM
12 PM
1 PM
2 PM
3 PM
4 PM
5 PM
6 PM
7 PM
8 PM
9 PM
10 PM

TO DO

NOTES

DAILY PLANNER

DATE ____________

SCHEDULE
7 AM
8 AM
9 AM
10 AM
11 AM
12 PM
1 PM
2 PM
3 PM
4 PM
5 PM
6 PM
7 PM
8 PM
9 PM
10 PM

TO DO

NOTES

DAILY PLANNER

DATE

SCHEDULE
7 AM
8 AM
9 AM
10 AM
11 AM
12 PM
1 PM
2 PM
3 PM
4 PM
5 PM
6 PM
7 PM
8 PM
9 PM
10 PM

TO DO

NOTES

DAILY PLANNER

DATE ______________

SCHEDULE	TO DO
7 AM	
8 AM	
9 AM	
10 AM	
11 AM	
12 PM	
1 PM	
2 PM	
3 PM	NOTES
4 PM	
5 PM	
6 PM	
7 PM	
8 PM	
9 PM	
10 PM	

DAILY PLANNER

DATE ____________

SCHEDULE
7 AM
8 AM
9 AM
10 AM
11 AM
12 PM
1 PM
2 PM
3 PM
4 PM
5 PM
6 PM
7 PM
8 PM
9 PM
10 PM

TO DO

NOTES

DAILY PLANNER

DATE ______________

SCHEDULE	
7 AM	
8 AM	
9 AM	
10 AM	
11 AM	
12 PM	
1 PM	
2 PM	
3 PM	
4 PM	
5 PM	
6 PM	
7 PM	
8 PM	
9 PM	
10 PM	

TO DO

NOTES

DAILY PLANNER

DATE ____________

SCHEDULE

7 AM

8 AM

9 AM

10 AM

11 AM

12 PM

1 PM

2 PM

3 PM

4 PM

5 PM

6 PM

7 PM

8 PM

9 PM

10 PM

TO DO

NOTES

DAILY PLANNER

DATE ____________

SCHEDULE
7 AM
8 AM
9 AM
10 AM
11 AM
12 PM
1 PM
2 PM
3 PM
4 PM
5 PM
6 PM
7 PM
8 PM
9 PM
10 PM

TO DO

NOTES

DAILY PLANNER

DATE ____________

SCHEDULE
7 AM
8 AM
9 AM
10 AM
11 AM
12 PM
1 PM
2 PM
3 PM
4 PM
5 PM
6 PM
7 PM
8 PM
9 PM
10 PM

TO DO

NOTES

DAILY PLANNER

DATE ______________

SCHEDULE
7 AM
8 AM
9 AM
10 AM
11 AM
12 PM
1 PM
2 PM
3 PM
4 PM
5 PM
6 PM
7 PM
8 PM
9 PM
10 PM

TO DO

NOTES

DAILY PLANNER

DATE

SCHEDULE
7 AM
8 AM
9 AM
10 AM
11 AM
12 PM
1 PM
2 PM
3 PM
4 PM
5 PM
6 PM
7 PM
8 PM
9 PM
10 PM

TO DO

NOTES

DAILY PLANNER

DATE ____________

SCHEDULE

7 AM

8 AM

9 AM

10 AM

11 AM

12 PM

1 PM

2 PM

3 PM

4 PM

5 PM

6 PM

7 PM

8 PM

9 PM

10 PM

TO DO

NOTES

DAILY PLANNER

DATE ______________________

SCHEDULE
7 AM
8 AM
9 AM
10 AM
11 AM
12 PM
1 PM
2 PM
3 PM
4 PM
5 PM
6 PM
7 PM
8 PM
9 PM
10 PM

TO DO

NOTES

DAILY PLANNER

DATE ______________

SCHEDULE
7 AM
8 AM
9 AM
10 AM
11 AM
12 PM
1 PM
2 PM
3 PM
4 PM
5 PM
6 PM
7 PM
8 PM
9 PM
10 PM

TO DO

NOTES

DAILY PLANNER

DATE ____________

SCHEDULE	TO DO
7 AM	
8 AM	
9 AM	
10 AM	
11 AM	
12 PM	
1 PM	
2 PM	
3 PM	NOTES
4 PM	
5 PM	
6 PM	
7 PM	
8 PM	
9 PM	
10 PM	

DAILY PLANNER

DATE ______________

SCHEDULE	
7 AM	
8 AM	
9 AM	
10 AM	
11 AM	
12 PM	
1 PM	
2 PM	
3 PM	
4 PM	
5 PM	
6 PM	
7 PM	
8 PM	
9 PM	
10 PM	

TO DO

NOTES

DAILY PLANNER

DATE ______________

SCHEDULE	
7 AM	
8 AM	
9 AM	
10 AM	
11 AM	
12 PM	
1 PM	
2 PM	
3 PM	
4 PM	
5 PM	
6 PM	
7 PM	
8 PM	
9 PM	
10 PM	

TO DO

NOTES

DAILY PLANNER

DATE ____________

SCHEDULE
7 AM
8 AM
9 AM
10 AM
11 AM
12 PM
1 PM
2 PM
3 PM
4 PM
5 PM
6 PM
7 PM
8 PM
9 PM
10 PM

TO DO

NOTES

DAILY PLANNER

DATE ____________

SCHEDULE
7 AM
8 AM
9 AM
10 AM
11 AM
12 PM
1 PM
2 PM
3 PM
4 PM
5 PM
6 PM
7 PM
8 PM
9 PM
10 PM

TO DO

NOTES

DAILY PLANNER

DATE ______________

SCHEDULE
7 AM
8 AM
9 AM
10 AM
11 AM
12 PM
1 PM
2 PM
3 PM
4 PM
5 PM
6 PM
7 PM
8 PM
9 PM
10 PM

TO DO

NOTES

DAILY PLANNER

DATE

SCHEDULE
7 AM
8 AM
9 AM
10 AM
11 AM
12 PM
1 PM
2 PM
3 PM
4 PM
5 PM
6 PM
7 PM
8 PM
9 PM
10 PM

TO DO

NOTES

DAILY PLANNER

DATE ____________

SCHEDULE
7 AM
8 AM
9 AM
10 AM
11 AM
12 PM
1 PM
2 PM
3 PM
4 PM
5 PM
6 PM
7 PM
8 PM
9 PM
10 PM

TO DO

NOTES

DAILY PLANNER

DATE ____________

SCHEDULE
7 AM
8 AM
9 AM
10 AM
11 AM
12 PM
1 PM
2 PM
3 PM
4 PM
5 PM
6 PM
7 PM
8 PM
9 PM
10 PM

TO DO

NOTES

DAILY PLANNER

DATE ____________

SCHEDULE
7 AM
8 AM
9 AM
10 AM
11 AM
12 PM
1 PM
2 PM
3 PM
4 PM
5 PM
6 PM
7 PM
8 PM
9 PM
10 PM

TO DO

NOTES

DAILY PLANNER

DATE

SCHEDULE
7 AM
8 AM
9 AM
10 AM
11 AM
12 PM
1 PM
2 PM
3 PM
4 PM
5 PM
6 PM
7 PM
8 PM
9 PM
10 PM

TO DO

NOTES

DAILY PLANNER

DATE ____________

SCHEDULE

7 AM

8 AM

9 AM

10 AM

11 AM

12 PM

1 PM

2 PM

3 PM

4 PM

5 PM

6 PM

7 PM

8 PM

9 PM

10 PM

TO DO

NOTES

DAILY PLANNER

DATE

SCHEDULE

7 AM

8 AM

9 AM

10 AM

11 AM

12 PM

1 PM

2 PM

3 PM

4 PM

5 PM

6 PM

7 PM

8 PM

9 PM

10 PM

TO DO

NOTES

DAILY PLANNER DATE ____________

SCHEDULE
7 AM
8 AM
9 AM
10 AM
11 AM
12 PM
1 PM
2 PM
3 PM
4 PM
5 PM
6 PM
7 PM
8 PM
9 PM
10 PM

TO DO

NOTES

DAILY PLANNER

DATE ____________

SCHEDULE
7 AM
8 AM
9 AM
10 AM
11 AM
12 PM
1 PM
2 PM
3 PM
4 PM
5 PM
6 PM
7 PM
8 PM
9 PM
10 PM

TO DO

NOTES

DAILY PLANNER

DATE ____________

SCHEDULE
7 AM
8 AM
9 AM
10 AM
11 AM
12 PM
1 PM
2 PM
3 PM
4 PM
5 PM
6 PM
7 PM
8 PM
9 PM
10 PM

TO DO

NOTES

DAILY PLANNER

DATE ____________

SCHEDULE	
7 AM	
8 AM	
9 AM	
10 AM	
11 AM	
12 PM	
1 PM	
2 PM	
3 PM	
4 PM	
5 PM	
6 PM	
7 PM	
8 PM	
9 PM	
10 PM	

TO DO

NOTES

DAILY PLANNER

DATE ____________

SCHEDULE
7 AM
8 AM
9 AM
10 AM
11 AM
12 PM
1 PM
2 PM
3 PM
4 PM
5 PM
6 PM
7 PM
8 PM
9 PM
10 PM

TO DO

NOTES

DAILY PLANNER

DATE ____________

SCHEDULE
7 AM
8 AM
9 AM
10 AM
11 AM
12 PM
1 PM
2 PM
3 PM
4 PM
5 PM
6 PM
7 PM
8 PM
9 PM
10 PM

TO DO

NOTES

DAILY PLANNER

DATE

SCHEDULE
7 AM
8 AM
9 AM
10 AM
11 AM
12 PM
1 PM
2 PM
3 PM
4 PM
5 PM
6 PM
7 PM
8 PM
9 PM
10 PM

TO DO

NOTES

DAILY PLANNER

DATE

SCHEDULE
7 AM
8 AM
9 AM
10 AM
11 AM
12 PM
1 PM
2 PM
3 PM
4 PM
5 PM
6 PM
7 PM
8 PM
9 PM
10 PM

TO DO

NOTES

DAILY PLANNER DATE ______

SCHEDULE
7 AM
8 AM
9 AM
10 AM
11 AM
12 PM
1 PM
2 PM
3 PM
4 PM
5 PM
6 PM
7 PM
8 PM
9 PM
10 PM

TO DO

NOTES

DAILY PLANNER

DATE

SCHEDULE
7 AM
8 AM
9 AM
10 AM
11 AM
12 PM
1 PM
2 PM
3 PM
4 PM
5 PM
6 PM
7 PM
8 PM
9 PM
10 PM

TO DO

NOTES

DAILY PLANNER

DATE ____________

SCHEDULE
7 AM
8 AM
9 AM
10 AM
11 AM
12 PM
1 PM
2 PM
3 PM
4 PM
5 PM
6 PM
7 PM
8 PM
9 PM
10 PM

TO DO

NOTES

DAILY PLANNER

DATE

SCHEDULE
7 AM
8 AM
9 AM
10 AM
11 AM
12 PM
1 PM
2 PM
3 PM
4 PM
5 PM
6 PM
7 PM
8 PM
9 PM
10 PM

TO DO

NOTES

DAILY PLANNER

DATE ____________

SCHEDULE
7 AM
8 AM
9 AM
10 AM
11 AM
12 PM
1 PM
2 PM
3 PM
4 PM
5 PM
6 PM
7 PM
8 PM
9 PM
10 PM

TO DO

NOTES

DAILY PLANNER

DATE ____________

SCHEDULE

7 AM

8 AM

9 AM

10 AM

11 AM

12 PM

1 PM

2 PM

3 PM

4 PM

5 PM

6 PM

7 PM

8 PM

9 PM

10 PM

TO DO

NOTES

DAILY PLANNER

DATE

SCHEDULE
7 AM
8 AM
9 AM
10 AM
11 AM
12 PM
1 PM
2 PM
3 PM
4 PM
5 PM
6 PM
7 PM
8 PM
9 PM
10 PM

TO DO

NOTES

DAILY PLANNER

DATE

SCHEDULE
7 AM
8 AM
9 AM
10 AM
11 AM
12 PM
1 PM
2 PM
3 PM
4 PM
5 PM
6 PM
7 PM
8 PM
9 PM
10 PM

TO DO

NOTES

DAILY PLANNER

DATE ____________

SCHEDULE

7 AM

8 AM

9 AM

10 AM

11 AM

12 PM

1 PM

2 PM

3 PM

4 PM

5 PM

6 PM

7 PM

8 PM

9 PM

10 PM

TO DO

NOTES

DAILY PLANNER

DATE

SCHEDULE
7 AM
8 AM
9 AM
10 AM
11 AM
12 PM
1 PM
2 PM
3 PM
4 PM
5 PM
6 PM
7 PM
8 PM
9 PM
10 PM

TO DO

NOTES

DAILY PLANNER

DATE ____________

SCHEDULE
7 AM
8 AM
9 AM
10 AM
11 AM
12 PM
1 PM
2 PM
3 PM
4 PM
5 PM
6 PM
7 PM
8 PM
9 PM
10 PM

TO DO

NOTES

DAILY PLANNER DATE

SCHEDULE
7 AM
8 AM
9 AM
10 AM
11 AM
12 PM
1 PM
2 PM
3 PM
4 PM
5 PM
6 PM
7 PM
8 PM
9 PM
10 PM

TO DO

NOTES

DAILY PLANNER

DATE ______________

SCHEDULE
7 AM
8 AM
9 AM
10 AM
11 AM
12 PM
1 PM
2 PM
3 PM
4 PM
5 PM
6 PM
7 PM
8 PM
9 PM
10 PM

TO DO

NOTES

DAILY PLANNER

DATE ____________

SCHEDULE
7 AM
8 AM
9 AM
10 AM
11 AM
12 PM
1 PM
2 PM
3 PM
4 PM
5 PM
6 PM
7 PM
8 PM
9 PM
10 PM

TO DO

NOTES

DAILY PLANNER

DATE

SCHEDULE

7 AM

8 AM

9 AM

10 AM

11 AM

12 PM

1 PM

2 PM

3 PM

4 PM

5 PM

6 PM

7 PM

8 PM

9 PM

10 PM

TO DO

NOTES

DAILY PLANNER DATE

SCHEDULE
7 AM
8 AM
9 AM
10 AM
11 AM
12 PM
1 PM
2 PM
3 PM
4 PM
5 PM
6 PM
7 PM
8 PM
9 PM
10 PM

TO DO

NOTES

DAILY PLANNER

DATE ____________

SCHEDULE
7 AM
8 AM
9 AM
10 AM
11 AM
12 PM
1 PM
2 PM
3 PM
4 PM
5 PM
6 PM
7 PM
8 PM
9 PM
10 PM

TO DO

NOTES

DAILY PLANNER DATE

SCHEDULE
7 AM
8 AM
9 AM
10 AM
11 AM
12 PM
1 PM
2 PM
3 PM
4 PM
5 PM
6 PM
7 PM
8 PM
9 PM
10 PM

TO DO

NOTES

DAILY PLANNER

DATE ____________

SCHEDULE	
7 AM	
8 AM	
9 AM	
10 AM	
11 AM	
12 PM	
1 PM	
2 PM	
3 PM	
4 PM	
5 PM	
6 PM	
7 PM	
8 PM	
9 PM	
10 PM	

TO DO

NOTES

DAILY PLANNER

DATE ____________

SCHEDULE

7 AM

8 AM

9 AM

10 AM

11 AM

12 PM

1 PM

2 PM

3 PM

4 PM

5 PM

6 PM

7 PM

8 PM

9 PM

10 PM

TO DO

NOTES

DAILY PLANNER

DATE ____________

SCHEDULE
7 AM
8 AM
9 AM
10 AM
11 AM
12 PM
1 PM
2 PM
3 PM
4 PM
5 PM
6 PM
7 PM
8 PM
9 PM
10 PM

TO DO

NOTES

DAILY PLANNER

DATE

SCHEDULE
7 AM
8 AM
9 AM
10 AM
11 AM
12 PM
1 PM
2 PM
3 PM
4 PM
5 PM
6 PM
7 PM
8 PM
9 PM
10 PM

TO DO

NOTES

DAILY PLANNER

DATE ____________

SCHEDULE

7 AM

8 AM

9 AM

10 AM

11 AM

12 PM

1 PM

2 PM

3 PM

4 PM

5 PM

6 PM

7 PM

8 PM

9 PM

10 PM

TO DO

NOTES

DAILY PLANNER

DATE ______________

SCHEDULE
7 AM
8 AM
9 AM
10 AM
11 AM
12 PM
1 PM
2 PM
3 PM
4 PM
5 PM
6 PM
7 PM
8 PM
9 PM
10 PM

TO DO

NOTES

DAILY PLANNER DATE ____________

SCHEDULE
7 AM
8 AM
9 AM
10 AM
11 AM
12 PM
1 PM
2 PM
3 PM
4 PM
5 PM
6 PM
7 PM
8 PM
9 PM
10 PM

TO DO

NOTES

DAILY PLANNER

DATE

SCHEDULE
7 AM
8 AM
9 AM
10 AM
11 AM
12 PM
1 PM
2 PM
3 PM
4 PM
5 PM
6 PM
7 PM
8 PM
9 PM
10 PM

TO DO

NOTES

DAILY PLANNER

DATE ____________

SCHEDULE

7 AM

8 AM

9 AM

10 AM

11 AM

12 PM

1 PM

2 PM

3 PM

4 PM

5 PM

6 PM

7 PM

8 PM

9 PM

10 PM

TO DO

NOTES

DAILY PLANNER

DATE

SCHEDULE
7 AM
8 AM
9 AM
10 AM
11 AM
12 PM
1 PM
2 PM
3 PM
4 PM
5 PM
6 PM
7 PM
8 PM
9 PM
10 PM

TO DO

NOTES

DAILY PLANNER

DATE ______________

SCHEDULE
7 AM
8 AM
9 AM
10 AM
11 AM
12 PM
1 PM
2 PM
3 PM
4 PM
5 PM
6 PM
7 PM
8 PM
9 PM
10 PM

TO DO

NOTES

DAILY PLANNER

DATE

SCHEDULE
7 AM
8 AM
9 AM
10 AM
11 AM
12 PM
1 PM
2 PM
3 PM
4 PM
5 PM
6 PM
7 PM
8 PM
9 PM
10 PM

TO DO

NOTES

DAILY PLANNER

DATE ______________

SCHEDULE
7 AM
8 AM
9 AM
10 AM
11 AM
12 PM
1 PM
2 PM
3 PM
4 PM
5 PM
6 PM
7 PM
8 PM
9 PM
10 PM

TO DO

NOTES

DAILY PLANNER DATE

SCHEDULE
7 AM
8 AM
9 AM
10 AM
11 AM
12 PM
1 PM
2 PM
3 PM
4 PM
5 PM
6 PM
7 PM
8 PM
9 PM
10 PM

TO DO

NOTES

DAILY PLANNER

DATE ______________

SCHEDULE
7 AM
8 AM
9 AM
10 AM
11 AM
12 PM
1 PM
2 PM
3 PM
4 PM
5 PM
6 PM
7 PM
8 PM
9 PM
10 PM

TO DO

NOTES

DAILY PLANNER

DATE

SCHEDULE
7 AM
8 AM
9 AM
10 AM
11 AM
12 PM
1 PM
2 PM
3 PM
4 PM
5 PM
6 PM
7 PM
8 PM
9 PM
10 PM

TO DO

NOTES

DAILY PLANNER

DATE ____________

SCHEDULE
7 AM
8 AM
9 AM
10 AM
11 AM
12 PM
1 PM
2 PM
3 PM
4 PM
5 PM
6 PM
7 PM
8 PM
9 PM
10 PM

TO DO

NOTES

DAILY PLANNER

DATE ______________

SCHEDULE

7 AM

8 AM

9 AM

10 AM

11 AM

12 PM

1 PM

2 PM

3 PM

4 PM

5 PM

6 PM

7 PM

8 PM

9 PM

10 PM

TO DO

NOTES

DAILY PLANNER

DATE ____________

SCHEDULE

7 AM

8 AM

9 AM

10 AM

11 AM

12 PM

1 PM

2 PM

3 PM

4 PM

5 PM

6 PM

7 PM

8 PM

9 PM

10 PM

TO DO

NOTES

DAILY PLANNER

DATE ______________

SCHEDULE

7 AM

8 AM

9 AM

10 AM

11 AM

12 PM

1 PM

2 PM

3 PM

4 PM

5 PM

6 PM

7 PM

8 PM

9 PM

10 PM

TO DO

NOTES

DAILY PLANNER

DATE ______________

SCHEDULE

7 AM

8 AM

9 AM

10 AM

11 AM

12 PM

1 PM

2 PM

3 PM

4 PM

5 PM

6 PM

7 PM

8 PM

9 PM

10 PM

TO DO

NOTES

DAILY PLANNER

DATE

SCHEDULE

7 AM

8 AM

9 AM

10 AM

11 AM

12 PM

1 PM

2 PM

3 PM

4 PM

5 PM

6 PM

7 PM

8 PM

9 PM

10 PM

TO DO

NOTES

DAILY PLANNER

DATE ____________

SCHEDULE

7 AM

8 AM

9 AM

10 AM

11 AM

12 PM

1 PM

2 PM

3 PM

4 PM

5 PM

6 PM

7 PM

8 PM

9 PM

10 PM

TO DO

NOTES

DAILY PLANNER

DATE ____________

SCHEDULE
7 AM
8 AM
9 AM
10 AM
11 AM
12 PM
1 PM
2 PM
3 PM
4 PM
5 PM
6 PM
7 PM
8 PM
9 PM
10 PM

TO DO

NOTES

DAILY PLANNER

DATE

SCHEDULE

7 AM

8 AM

9 AM

10 AM

11 AM

12 PM

1 PM

2 PM

3 PM

4 PM

5 PM

6 PM

7 PM

8 PM

9 PM

10 PM

TO DO

NOTES

DAILY PLANNER

DATE ______

SCHEDULE
7 AM
8 AM
9 AM
10 AM
11 AM
12 PM
1 PM
2 PM
3 PM
4 PM
5 PM
6 PM
7 PM
8 PM
9 PM
10 PM

TO DO

NOTES

DAILY PLANNER

DATE ____________

SCHEDULE
7 AM
8 AM
9 AM
10 AM
11 AM
12 PM
1 PM
2 PM
3 PM
4 PM
5 PM
6 PM
7 PM
8 PM
9 PM
10 PM

TO DO

NOTES

DAILY PLANNER

DATE ____________

SCHEDULE
7 AM
8 AM
9 AM
10 AM
11 AM
12 PM
1 PM
2 PM
3 PM
4 PM
5 PM
6 PM
7 PM
8 PM
9 PM
10 PM

TO DO

NOTES

DAILY PLANNER

DATE ____________

SCHEDULE

7 AM

8 AM

9 AM

10 AM

11 AM

12 PM

1 PM

2 PM

3 PM

4 PM

5 PM

6 PM

7 PM

8 PM

9 PM

10 PM

TO DO

NOTES

DAILY PLANNER DATE

SCHEDULE

7 AM

8 AM

9 AM

10 AM

11 AM

12 PM

1 PM

2 PM

3 PM

4 PM

5 PM

6 PM

7 PM

8 PM

9 PM

10 PM

TO DO

NOTES

DAILY PLANNER

DATE ______________

SCHEDULE
7 AM
8 AM
9 AM
10 AM
11 AM
12 PM
1 PM
2 PM
3 PM
4 PM
5 PM
6 PM
7 PM
8 PM
9 PM
10 PM

TO DO

NOTES

DAILY PLANNER

DATE ____________

SCHEDULE
7 AM
8 AM
9 AM
10 AM
11 AM
12 PM
1 PM
2 PM
3 PM
4 PM
5 PM
6 PM
7 PM
8 PM
9 PM
10 PM

TO DO

NOTES

DAILY PLANNER

DATE ____________

SCHEDULE
7 AM
8 AM
9 AM
10 AM
11 AM
12 PM
1 PM
2 PM
3 PM
4 PM
5 PM
6 PM
7 PM
8 PM
9 PM
10 PM

TO DO

NOTES

MAGIC JOURNAL PUBLISHING

Made in the USA
Monee, IL
27 March 2023

30642070R00057